BEI GRIN MACHT SICH IHR WISSEN BEZAHLT

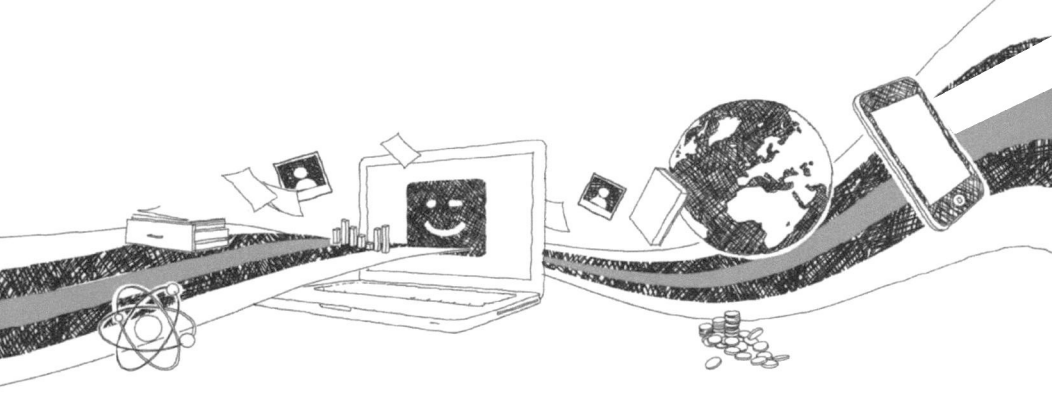

- Wir veröffentlichen Ihre Hausarbeit, Bachelor- und Masterarbeit

- Ihr eigenes eBook und Buch - weltweit in allen wichtigen Shops

- Verdienen Sie an jedem Verkauf

Jetzt bei www.GRIN.com hochladen und kostenlos publizieren

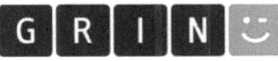

Bibliografische Information der Deutschen Nationalbibliothek:

Die Deutsche Bibliothek verzeichnet diese Publikation in der Deutschen National-
bibliografie; detaillierte bibliografische Daten sind im Internet über http://dnb.d-
nb.de/ abrufbar.

Impressum:

Copyright © 2009 GRIN Verlag, Open Publishing GmbH
Druck und Bindung: Books on Demand GmbH, Norderstedt Germany
ISBN: 9783640612277

Dieses Buch bei GRIN:

http://www.grin.com/de/e-book/150131/auswirkung-von-botulinumtoxin-typ-a-
injektionen-auf-das-gangtraining-bei

Günter Bauernhofer

Auswirkung von Botulinumtoxin Typ A Injektionen auf das Gangtraining bei zerebralparesebedingten spastischen Fußdeformitäten

GRIN Verlag

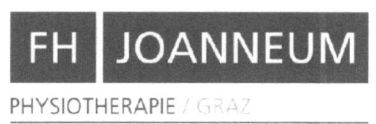

PHYSIOTHERAPIE / GRAZ

Auswirkung von Botulinumtoxin Typ A Injektionen auf das Gangtraining bei zerebralparesebedingten spastischen Fußdeformitäten

Erste Bakkalaureatsarbeit

Günter Bauernhofer

PTH07, Sommersemester 2009

FH JOANNEUM

Studiengang Physiotherapie

Mein Dank gilt all jenen Personen, die der Meinung sind,

dass ich ein geeigneter Kandidat für dieses Studium bin,

und mir somit die Ausbildung zu meinem Traumberuf ermöglichen!

Einen großen Dank an meine Eltern,

ohne deren Unterstützung das Studium erst gar nicht möglich wäre!

Danke an meine KollegInnen und Freunde,

die mich in sehr fordernden Phasen motivieren!

Vielen Dank an Herrn Hannes Aftenberger

für die Betreuung bei dieser Arbeit!

Zusammenfassung

Diese Arbeit beschäftigt sich mit der Frage, ob durch Botulinumtoxin Typ A Injektionen Auswirkungen auf das Gangtraining bei Kindern mit zerebralparesebedingten spastischen Fußdeformitäten zu erwarten sind. Sie basiert auf dem fiktiven Patientenbeispiel eines siebenjährigen Kindes mit der Diagnose ‚Infatile Zerebralparese' und dadurch bedingter spastischer Spitzfußstellung beider Beine.

Botulinumtoxin Typ A ist das Toxin eines Bakteriums, welches nach Injektion in den Muskel die Acetylcholinfreisetzung und somit eine Erregungsübertragung hemmt. Diese Methode wird daher auch zur Senkung der Spastizität, welche ein Leitsymptom der infantilen Zerebralparese darstellt, angewandt. Durch zerebralparesebedingte Muskeldysbalancen können auch verschiedene Fußdeformitäten entstehen, welche das Kind wesentlich in seiner Gangaktivität einschränken.

Die Arbeit behandelt Studien, in welchen die Wirkungsweise von Botulinumtoxin Typ A Injektionen in den Musculus gastrocnemius bei spastischem Spitzfuß untersucht wurde. Hierbei zeigen sich Verbesserungen auf struktureller Ebene. Auf Funktionsebene erkennt man kaum signifikante Unterschiede im Vergleich zu der Placebogruppe.

Der / die PhysiotherapeutIn nimmt in dem Prozess der Botulinumtoxintherapie einen wichtigen Platz in der interdisziplinären Zusammenarbeit ein. Dieses Aufgabengebiet reicht von der Unterstützung bei der Patientenauswahl bis zur anschließenden Physiotherapie nach der Injektion. Diese physiotherapeutische Behandlung beginnt mit der Unterstützung des Kindes bei der Anpassung an die geänderte muskuläre Situation. Der Zeitraum, in dem Botulinumtoxin Typ A seine größte Wirkung zeigt, soll für Dehnung der spastischen Muskulatur und Kräftigung der antagonistischen Muskulatur verwendet werden. Die zukünftige Therapie zielt auf ein funktionelles, spielerisches, dynamisches und aktives Training ab. Weiters zeigt eine Einzelfallstudie, dass dynamische Therapie möglicherweise eine Alternative zur Botulinumtoxinbehandlung darstellen kann.

(ca. 244 Wörter)

Inhaltsverzeichnis

Abkürzungsverzeichnis

BTX	Botulinumtoxin
BTX/A	Botulinumtoxin Typ A
CP	Cerebral Palsy (Zerebralparese)
GMFM	Gross Motor Function Measurement
M.	Musculus (Muskel)
n	Anzahl der ProbandInnen in einer Gruppe
QEK	Quantitative Electromyographic Kinesiology
SMS	Spasticity Measure System

Einleitung

Botulinumtoxin Typ A wird nun schon seit über zwanzig Jahren in der Behandlung von Spastizität eingesetzt. Auch an der Kinderchirurgie in Graz werden im Durchschnitt drei junge PatientInnen pro Woche mit dieser Methode behandelt.

Die Idee für das Thema dieser Arbeit entstand im Rahmen eines Praktikums im Bereich Neurologie bzw. Neuropädiatrie. Die Mutter eines Kindes mit infantiler Zerebralparese mit spastischem Spitzfuß fragte meinen praktikumsbetreuenden Physiotherapeuten, ob eine erneute Injektion mit Botox® gegen die Fußdeformität sinnvoll sei. Zu diesem Zeitpunkt verband ich diesen Handelsnamen hauptsächlich mit seiner Anwendung in der ästhetischen Medizin. Mein Interesse bezogen auf diese spastizitätsenkende Intervention wurde somit geweckt und ich traf die Entscheidung, mich im Rahmen der ersten Bakkalaureatsarbeit mit dieser Thematik auseinanderzusetzen.

Diese Arbeit gibt allgemeine Informationen über Botulinumtoxin, erklärt verschiedene Begriffe der Diagnose ‚Infantile Zerebralparese' und erläutert die häufigsten spastischen Fußdeformitäten. Weiters wird die Anwendung dieser Substanz im Hinblick auf die strukturelle und funktionelle Wirkung kritisch hinterfragt. Ein weiterer Punkt beschäftigt sich mit der Frage, welche Rolle der / die PhysiotherapeutIn in diesem Prozess einnimmt, welche Auswirkungen auf das Gangtraining zu erwarten sind und ob es physiotherapeutische Alternativen zu der Behandlung mit Botulinumtoxin gibt.

Fiktives Patientenbeispiel

Bei Sebastian S., sieben Jahre alt, wurde eine spastische Diplegie diagnostiziert. Die obere Extremität ist uneingeschränkt einsetzbar. Auf Strukturebene findet man beim passiven Durchbewegen des oberen Sprunggelenks eine Spastizität der Plantarflexoren. Auf Funktionsebene zeigt sich durch die spastizitätbedingte eingeschränkte Dorsalextension eine Spitzfußstellung auf beiden Seiten. Das Gehen ist auf ebenen Flächen grundsätzlich alleine möglich, jedoch kann Sebastian die Ferse nicht flach auf den Boden aufsetzen. Durch die verkleinerte Unterstützungsfläche neigt das Kind dazu, bei unebener Bodenbeschaffenheit das Gleichgewicht zu verlieren und zu stürzen. Sebastian wirkt von seiner Kognition uneingeschränkt aufnahmefähig. In seiner Partizipation ist er eingeschränkt, da er bei schnellen Spielen (Abfangen, Ballspiele verschiedener Art, etc.) nicht teilnehmen kann.

1. Botulinumtoxin

1.1 Die Entdeckung von Botulinumtoxin

Zu Beginn des 19. Jahrhunderts entdeckte der deutsche Arzt Justinus Kerner dieses Produkt eines Bakteriums, da einige seiner Patienten eine Lebensmittelvergiftung (Botulismus) erlitten, welche nach dem Verzehr verdorbener Würste auftraten. In Folge dessen leitet sich der Name dieses Stoffes aus dem Lateinischen ‚botulus' (= Wurst) ab (Hüter-Becker & Dölken, 2005).

1.2 Allgemeine Wirkungsweise von Botulinumtoxin Typ A

Bei Botulinumtoxin (BTX) handelt es sich um eines der stärksten bekannten Toxine, welches vom grammnegativen Bakterium Clostridium botulinum ausgeschieden wird. Es besteht aus sieben Untereinheiten (A, B, C, D, E, F und G), welche sich durch ihre Antigene unterscheiden. Bei Typ A handelt es sich um die wirksamste und meist erforschte Untereinheit. Bekannt ist Botulinumtoxin Typ A (BTX/A) unter den Handelsnamen Botox® und Dysport®, wobei sich Botox® durch seine drei bis fünffach größere Wirksamkeit von dem zweiten Produkt unterscheidet (Nolan, Cole & Liptak, 2006).

Das Gift wirkt im Bereich der motorischen Endplatte (neuromuskulären Endplatte), indem es die Ausschüttung von Acetylcholin in den synaptischen Spalt verhindert und somit die cholinerge Übertragung hemmt. Diese Blockierung der Erregungsüberleitung tritt nach ungefähr drei bis zehn Tagen ein und hält im Durchschnitt etwa drei bis sechs Monate an, mit einem Wirkungsmaximum nach zwei bis vier Wochen. Als Folge dieser Denervierung kommt es zur Aussprossung von Kollateralaxonen (‚Sprouting'), welche die Ausschüttung von Acetylcholin übernehmen, bis es zur Regeneration der ursprünglich gehemmten Synapse kommt (Hüter-Becker & Dölken, 2005).

1.2.1 Wirkungsweise auf verschiedenen Ebenen

Bjornson et al. (2007) untersuchten in ihrer Studie die Auswirkungen von BTX/A-Injektionen in den Musculus gastrocnemius (M. gastrocnemius) bei Kindern mit spastischer Diplegie und verwendeten hierbei 14 Messungsmethoden, welche folgende fünf Bereiche abdeckten: Pathophysiologie, Beeinträchtigung, funktionelle Einschränkungen / Aktivität, Behinderung / Partizipation und soziale Einschränkung. Die Versuchsgruppe (n=17) erhielt BTX/A, die Kontrollgruppe (n=16) erhielt eine 0,9%ige Kochsalzlösung in die lateralen und medialen Anteile des M. gastrocnemius. Die Injektionen wurden von einem Projektleiter unter elektromyographischem Feedback durchgeführt. Alle Teilnehmer erhielten zusätzlich Physiotherapie für mindestens eine Stunde pro Woche während der sechsmonatigen Studie. Primäre Messungen für die Bereiche Funktionseinschränkung / Behinderung wurden mittels SMS (Spasticity Measure System) und GMFM (Gross Motor Function Measurement) durchgeführt. SMS ist eine elektromechanische Methode um Spastizität auszulösen und zu messen, bei GMFM handelt es sich um eine Messungsmethode für grobmotorische Aktivitäten (in dieser Studie Stehen, Gehen, Laufen und Springen). Sekundäre Messungen beinhalteten QEK (Quantitative Electromyographic Kinesiologiy) zur Messung der maximal willkürlichen Kontraktion des M. gastrocnemius (Bereich Pathophysiologie). Der Bereich ‚Beeinträchtigung' wurde unter anderen mit der Ashworth-Scale (Skala zur Beurteilung des Muskeltonus) und der passiven Dorsalextension beurteilt. Für den Bereich soziale Einschränkung / Partizipation wurden gemeinsam mit den Kindern und deren Eltern drei Ziele definiert welche mittels Befragung evaluiert wurden. Bei den Auswertungen der Ergebnisse zeigten sich signifikante Veränderungen der BTX/A-Gruppe gegenüber der Placebogruppe durch eine herabgesetzte willkürliche Kontraktion nach drei Wochen, sowie in einer Verringerung der Spastizität (SMS) nach acht Wochen. Spätere Messungszeitpunkte zeigten bezüglich den vorher genannten Punkten keinen Unterschied mehr. Die passive Dorsalextension verbesserte sich nach zwölf Wochen wesentlich gegenüber der Kontrollgruppe. Im Bereich Grobmotorik (GMFM) und sozialer Anteilnahme / Partizipation verbesserten sich beide Gruppen ohne signifikanten Unterschied.

1.3 Anwendungsgebiete

Nach Wissel und Neumann (2005) sind die bis zu diesem Zeitpunkt auf den Markt verfügbaren Botulinumtoxine für folgende Diagnosen zugelassen: Spasmus hemifacialis, Blepharospasmus, idiopathische rotatorische zervikale Dystonie, fokale Spastizität mit dynamischer Spitzfußstellung infolge infantiler Zerebralparese (Kinder mit zwei Jahren und älter), Hand- und Handgelenksspastik bei erwachsenen Schlaganfallpatienten, Armspastik nach Schlaganfall sowie primärer Hyperhydrosis axillaris. Jost und Neumann (2001) erwähnen in ihrem Artikel weitere Möglichkeiten der Botulinumtoxinanwendung bei Sprach- und Sprechstörungen (Stottern, etc.), bei Schmerzzuständen (Spannungskopfschmerzen, Migräne, etc.), im urogenitalen und gastrointestinalen Bereich sowie in der Faltentherapie.

2. Zerebralparesebedingte, spastische Fußdeformitäten

2.1 Zerebralparese

Fietzek und Berweck (2008) beschreiben die Diagnose ‚Zerebralparese' (Cerebral Palsy, CP) als Sammelbegriff für ätiologisch unterschiedliche Bewegungsstörungen mit dem Leitsymptom ‚Spastizität' in Folge einer nicht progredienten Läsion des sich noch in Entwicklung befindlichen Gehirns. Aktivitätslimitierend sind die sekundären Veränderungen am Stütz- und Bewegungsapparat infolge von Spastizität und Paresen. Daher soll die Prävention dieser sekundären Störungen den Mittelpunkt der Therapie darstellen. Begleitende Beeinträchtigungen können sensorische Defizite, Störungen der Kognition, der Kommunikation und des Verhaltens sowie Epilepsien und Schmerzen sein. Die Diagnosestellung erfolgt durch eine kernspinttomographische Darstellung des Hirnparenchyms.

2.2 Spastizität

Nach Lance (1990, zitiert nach Lance 1980) beschreibt die Spastizität eine motorische Störung, die durch eine geschwindigkeitsabhängige Steigerung der tonischen Dehnungsreflexe infolge einer Übererregbarkeit des Dehnungsreflexes, als eine Komponente des zentralen motorischen Syndroms (Upper Motor Neuron Syndrom) charakterisiert ist.

Die Symptome bei der Läsion des ersten motorischen Neurons werden in Plus- und Minussymptome gegliedert, wobei es sich bei der Spastizität um ein Plussymptom handelt. Die Ursache für die Spastizität kann durch eine Schädigung der kortikalen, absteigenden Bahnen oder deren Ursprungsneurone angenommen werden. Diese verlieren dabei ihren kontrollierenden Einfluss auf die Aktivitätsbereitschaft der Alphamotoneurone, der spinalen Dehnungsreflexe, sowie der Beuge- und

4

Streckreflexe. Letztendlich gibt es eine Vielzahl an Erklärungsmodellen, da die Pathophysiologie noch nicht gänzlich geklärt ist (Hüter-Becker & Dölken, 2007).

2.2.1 Spastische Tetraplegie, Diplegie und Hemiplegie

Das Wort ‚Plegie' umschreibt eine komplette, ‚Parese' eine partielle Lähmung eines Körperabschnittes. Tetraplegie / Tetraparese beschreibt die Beteiligung aller Extremitäten, wobei die Arme stärker betroffen sein können als die Beine. Weisen hauptsächlich die Beine eine Lähmung auf, spricht man von einer Diplegie / Diparese. Eine Störung, die nur eine Körperhälfte betrifft, wird als Hemiplegie / Hemiparese bezeichnet (Fietzek & Berweck, 2008)

2.3 Fußdeformitäten

2.3.1 Allgemein

Durch zerebralparesebedingte Muskeldysbalancen sowie ein unzureichendes Muskelwachstum aufgrund mangelnder Wachstumsreize, können unterschiedliche Fuß- und Zehendeformitäten entstehen, welche das Kind wesentlich in seiner Gangaktivität einschränken (Wirth & Zichner, 2002). Im Folgenden werden die drei häufigsten spastischen Fußdeformitäten erklärt.

2.3.2 Der Spitzfuß (Pes equinus)

Nach Wirth und Zichner (2002) ist diese Form der spastischen Fußdeformität die häufigste Fehlstellung bei Kindern mit CP und ist durch einen erhöhten Tonus der Wadenmuskulatur bedingt. Durch den fehlenden Fersenkontakt vermindert sich die Unterstützungsfläche und daher werden Aktivitäten wie Stehen und Gehen hier erheblich erschwert. Das Gangbild zeigt bei einem Spitzfuß eine primäre Belastung des Vorfußes (Zehengang).

2.3.3 Der Plattfuß (Pes planovalgus)

Diese Art der Fußdeformität findet man häufiger bei CP-Kindern mit spastischer Diplegie. Pathoanatomisch zeigt sich hier eine Fehlrotation im Subtalargelenk. Zusätzlich findet man eine vermehrte Aktivität der pronatorischen Muskulatur (Peronaeusgruppe) gegenüber den Fußsupinatoren (M. tibialis anterior und M. tibialis posterior). Daraus resultieren ein aufgehobenes Fußlängsgewölbe, ein prominenter Taluskopf am medialen Fußrand, sowie eine Valgusstellung der Ferse.

Da das Körpergewicht primär nicht durch die Ferse, sondern vom Taluskopf aufgenommen wird, können folglich schmerzhafte Schwielen und Druckulzera entstehen (Wirth & Zichner, 2002).

2.3.4 Der Klumpfuß (Pes equinovarus)

Vor allem bei jungen PatientInnen mit spastischer Hemiplegie / Hemiparese findet man diese Art der Fußdeformität. Auch hierbei handelt es sich pathoanatomisch um eine Fehlrotation im subtalaren Gelenk. Eine Muskeldysbalance zwischen der hyperaktiven Supinations- und Inversionsmuskulatur (vor allem M. tibialis anterior und M. tibialis posterior) gegenüber den Pronatoren und Evertoren resultieren in diese Fehlstellung.

Beim Gehen findet die Abrollbewegung hauptsächlich über den Fußaußenrand statt und es besteht eine vermehrte Standunsicherheit. Der Klumpfuß kann auch in der Schwungbeinphase behindernd sein, indem dieser am Boden schleift oder am Standbein hängen bleibt. Dementsprechend beobachtet man eine Verschlechterung des Gangbildes und der Gehfähigkeit (Wirth & Zichner, 2002).

3. Die Ganganalyse vor und nach Botulinumtoxininjektion

Sutherland, Kaufman, Wyatt, Chambers und Mubarak (1999) analysierten in einer randomisierten Doppelblindstudie mit der Dauer von acht Wochen den Gang bei Kindern mit dynamischem Spitzfuß (nicht kontrakturbedingt) aufgrund CP. Dies erfolgte vor und nach zwei Injektionen mit BTX/A (Versuchsgruppe; n=10) beziehungsweise Kochsalzlösung (Kontrollgruppe; n=9), welche zu Beginn der Studie und nach vier Wochen durchgeführt wurden. Als Messinstrument diente unter anderen eine dreidimensionale Ganganalyse, wobei die Sprunggelenksausrichtung beim ersten Fußkontakt (Initial Contact), die Dorsalextension bei 10 % des Gangzyklus und die maximale Dorsalextension in der Stand- und Schwungbeinphase beobachtet wurden. Laut den Autoren gibt die Auswertung der Dorsalextension bei 10 % des Gangzyklus indirekte Information über die Fähigkeit der Plantarflexoren, kurz nach erstem Fußkontakt exzentrisch nachzugeben. Zusätzlich wurde eine Videoanalyse mit Bewertung der Sprunggelenkausrichtung in der Sagittalebene in der frühen Standbeinphase durchgeführt. Die Möglichkeiten des Zehenkontakts ('toe-toe'), des flachen Fußauftritts ('foot-flat') und des Fersen-Zehenauftritts ('heel-toe') wurden hierbei unterschieden. Die Dorsalextension im Sprunggelenk bei Initial Contact stellt laut den Autoren einen wichtigen Wirksamkeitsnachweis von BTX/A dar. In den Ergebnissen fand man hierbei nach acht Wochen in der BTX/A-Gruppe keine statistisch signifikanten Veränderungen im Vergleich zur Kontrollgruppe. Die Dorsalextension bei 10 % des Gangzyklus sowie die maximale Dorsalextension in der Schwung- und Standbeinphase zeigten signifikante Verbesserungen in der Versuchsgruppe. Jedoch wurden keine bedeutenden Unterschiede in der Schrittlänge, in der Kadenz (Schritte pro Minute) und in der Ganggeschwindigkeit beobachtet. Die Videoaufnahmen zeigten, dass vier Teilnehmer der BTX/A-Gruppe, welche vor der Behandlung einen Zehen- bzw. Vorfußgang aufwiesen, nach Injektion einen flachen Fußauftritt (Foot-Flat) durchführen konnten. Bei den restlichen Teilnehmern dieser Gruppe konnten bezüglich dieses Punktes keine Veränderung beobachtet werden. Die Begriffe des Gangzyklus (Götz-Neumann, 2006) werden in Anhang B näher erläutert.

4. Der / die PhysiotherapeutIn in der Botulinumtoxintherapie

Leach (1997) definierte fünf Hauptbereiche, in welchen PhysiotherapeutInnen in der BTX-Therapie involviert sein sollen: Unterstützung bei der Patientenauswahl, Evaluation des Ausgangs- und Endstatus, Miteinbeziehung bei der Bestimmung des Behandlungsziels sowie Therapie nach der BTX-Behandlung. Das Hauptziel der Physiotherapie soll die Verbesserung der Funktion des betroffenen Körperabschnittes durch Förderung der Gelenksbeweglichkeit, der selektiven motorischen Kontrolle, der Muskelkraft, der motorischen Planung, der Koordination, der allgemeinen Beweglichkeit und anderer Komponenten der motorischen Leistungsfähigkeit sein. Die zerebralparesebedingten unökonomischen Bewegungsmuster und die Spastizität verursachen einen enormen Energieaufwand, daher nimmt auch die Verbesserung der Ausdauerleistung des Kindes in der Therapie einen wesentlichen Bestandteil ein. Ein weiterer wichtiger Schwerpunkt soll auf die Förderung der Mobilität gelegt werden. Dies umfasst Bewegungsabläufe in verschiedenen Alltagssituationen (Liegen, Gehen, im

Rollstuhl, etc.). PhysiotherapeutInnen, Pflegepersonal und Angehörige sollen laut Leach (1997) auch bedenken, dass sich der Zustand des Kindes nach der BTX-Injektion funktionell für kurze Zeit verschlechtern kann. Der durch die BTX-Injektion herabgesetzte Tonus kann Unsicherheiten beim Gang verursachen, eventuell in Verbindung mit vermehrten Stürzen.

Eine weitere Aufgabe des Physiotherapeuten / der Physiotherapeutin ist es, zu beobachten, wie sich das mit BTX behandelte Kind an die geänderte lokale Situation anpassen kann, um bei Bedarf therapeutische Hilfestellung zu geben. Da Funktion nur durch Üben gefördert werden kann, stellt das funktionelle Arbeiten einen bedeutenden Faktor der Physiotherapie dar. Nach BTX/A-Therapie nimmt auch die Dehnung der spastischen Muskulatur einen wichtigen Stellenwert ein. Die Aktivierung der zur injizierten Muskelgruppe antagonistischen Muskulatur stellt eine weitere essentielle Therapiemaßnahme dar (Hüter-Becker & Dölken, 2005).

4.1 Faktoren des Gangtrainings

Der Schwerpunkt des Gangtrainings soll auf verschiedene Fertigkeiten in der Vertikalen gelegt werden. Dies betrifft die Förderung des Gleichgewichtes, sowie das Üben von Gewichtsverlagerung und Richtungswechseln. Zeigt der / die junge PatientIn bereits fortgeschrittene Fähigkeiten können Aktivitäten wie Springen, Klettern, Einbeinstand sowie das Überwinden von verschiedenen Hindernissen (Rampen, Stiegen, etc.) in die Therapie integriert werden (Leach, 1997).

5. Dynamische Therapie als Alternative zu Botulinumtoxin

In der Einzelfallstudie von Götz-Neumann und Perry (2007) stellten sich die Autoren die Frage, ob ein dynamisches Therapieprogramm eine Alternative zur BTX-Behandlung der Wadenmuskulatur darstellen kann. Die Einzelfallstudie wurde mit einem zehn Jahre alten Mädchen mit CP durchgeführt. Zielvorstellung des dynamischen Gangtrainings war, die willkürliche schnelle Aktivierung der spastischen und gleichzeitig geschwächten Muskulatur zu fördern. Primär erhielt die Patientin eine Einschulung über das Programm sowie Sprungübungen, um einen schnellen Wechsel zwischen konzentrischer und exzentrischer Muskelaktivität anzuregen. Vor und nach der Behandlung wurde das Gangbild mittels Videoanalyse von drei Gangspezialisten evaluiert. Vor den therapeutischen Interventionen zeigten sich als Gangabweichungen eine exzessive Plantarflexion während aller Gangphasen und eine starke Inversion im Subtalargelenk. Im Hüftgelenk war eine exzessive Adduktion und Innenrotation zu erkennen. Der M. triceps surae zeigte eine Spastizität und gleichzeitig schlechte willkürliche Kontrolle. Für die Grobmotorik im Bereich Springen wurde die schlechteste Punkteanzahl vergeben (GMFM), die Muskelfunktionstests zeigten in den Hüftgelenksabduktoren und -extensoren einen Grad drei (Bewegung in vollem Bewegungsausmaß gegen die Schwerkraft durchführbar). Die Behandlungsdauer umfasste drei Monate. Pro Monat erhielt die junge Patientin eine Therapieeinheit mit der Dauer von 90 Minuten. Video- und Photoaufnahmen der dynamischen Übungen wurden mit dem Kind besprochen, da diese auch im Rahmen eines Heimprogrammes unter Beobachtung eines Heimtherapeuten durchgeführt wurden. Nach der ersten Behandlung zeigte sich bereits eine Veränderung im Initial Contact, welcher sich vom Vorfuß auf die Ferse verlagerte, mit dem Sprunggelenk in Neutralstellung. Nach der zweiten Behandlung schien die Hüftbewegung in der Frontalebene nahezu normal. Nach der dritten Behandlung zeigte sich in der Muskelfunktionsüberprüfung der oben genannten Muskulatur bereits ein Grad vier (Bewegung in vollem Bewegungsumfang gegen die Schwerkraft und mäßigem Widerstand möglich) und die Grobmotorik (GMFM) konnte als normal bewertet werden. Alle erwähnten Verbesserungen bestanden auch noch sechs Monate nach der letzten 90minütigen Therapieeinheit. Die Autoren schlossen daraus, dass exzentrische Muskelaktivität und schnelle Bewegungen mit Explosivkraft beim Erreichen eines nahezu normalen Gangbildes Erfolg bringt. Die Annahme dazu war, dass die Plastizität des Zentralnervensystems durch eine energische, dynamische Art der Therapie gefördert werden kann.

6. Diskussion

Es gibt viele Publikationen zu dem Thema ‚Anwendung von Botulinumtoxin Typ A bei spastischem Spitzfuß'. Viele beschränken sich dabei jedoch auf die strukturelle Wirkung von BTX/A. Dass dieses Toxin auf struktureller Ebene eine Wirkung zeigt, lässt sich nicht bestreiten, trotzdem sind anscheinend in Bezug auf Höhe der injizierten Dosis und den optimalen Zeitpunkten bzw. Zeitabständen der Injektionen noch einige Aspekte unklar.

Die Studie von Bjornson et al. (2007) schien für diese Arbeit sehr wertvoll, da sie mit der hohen Anzahl an Messungsverfahren, den Effekt von BTX/A in Hinblick auf viele Ebenen beurteilte. Die Teilnahme an dieser Studie unterlag zusätzlich strengen

Kriterien, somit war auch eine gute Vergleichbarkeit zwischen den einzelnen ProbandInnen gegeben. Insgesamt zeigt sich in den Ergebnissen, dass bei späteren Messungszeitpunkten (nach zwölf Wochen) keine signifikanten Unterschiede mehr zwischen Versuchsgruppe und Kontrollgruppe zu erkennen waren. Diesen Umstand kann man durch einen Wirkungsverlust von BTX/A erklären. Trotzdem zeigten sowohl die BTX/A-Gruppe, als auch die Placebogruppe in allen Bereichen Verbesserungen. Diese Ergebnisse sprechen daher für die physiotherapeutische Behandlung, die alle Kinder zusätzlich einmal pro Woche erhielten. Welche genauen Therapiemaßnahmen angewendet wurden, finden im Volltext keine Erwähnung.

Viele Studien beziehen sich auf die Ergebnisse der Ganganalyse vor und nach BTX/A-Injektion von Sutherland et al. (1999). Die signifikante Verbesserung der Dorsalextension bei 10 % des Gangzyklus sowie der erhöhten maximalen Dorsalextension in der Stand- und Schwungbeinphase der BTX/A-Gruppe nach acht Wochen kann durch die zweimalige Injektion begründet werden. Nach statistischer Auswertung scheinen die Ergebnisse der Videoanalyse der BTX/A-Gruppe gegenüber der Placebogruppe signifikant besser zu sein. Betrachtet man dies jedoch unter dem Aspekt, dass nur vier der zehn Teilnehmer der BTX/A-Gruppe eine Verbesserung zeigten und bei den weiteren sechs Kandidaten nach BTX/A-Injektion keine Veränderung erkennbar war, ist die Repräsentativität dieses Ergebnisses in Frage zu stellen.

Die Einzelfallstudie von Götz-Neumann und Perry (2007) zeigt erstaunliche Ergebnisse bei der jungen Patientin. Eine 90minütige Therapieeinheit pro Monat scheint jedoch sehr wenig, deshalb stellt sich die Frage, in welchem Umfang die Übungen im Rahmen des Heimprogramms durchgeführt wurden. Auch bzgl. der Zeitpunkte der Messungen fehlen Informationen, denn es ist nicht genau ersichtlich wann die Verbesserungen nach den einzelnen Therapieeinheiten eintraten. Außerdem ist in Frage zu stellen, ob sich die Ergebnisse dieser Therapieform auch auf andere Kinder mit CP umlegen lassen, daher sind zukünftige Untersuchungen mit mehreren TeilnehmerInnen sicher sinnvoll. Zum jetzigen Zeitpunkt steht, auch nach Information von einer Autorin dieser Studie, nur ein Abstract zur Verfügung. Der später erscheinende Volltext wird sicher einige noch offene Fragen beantworten können. Trotzdem ist diese Form der Therapie sicher eine Option, die in Erwägung zu ziehen ist, bevor man sich für die Behandlung mit BTX/A entscheidet.

Das physiotherapeutische Lehrbuch von Hüter-Becker und Dölken (2005) stützt sich auf die Definition der Aufgabenbereiche eines Physiotherapeuten / einer Physiotherapeutin nach Leach (1997). Hierbei wird auch die Wichtigkeit der interdisziplinären Zusammenarbeit verdeutlicht. Bezüglich des Punktes ‚Unterstützung bei der PatientInnenauswahl' bleibt die Frage offen, inwieweit der / die Physiotherapeutln in der Praxis wirklich an dieser Entscheidung teilnehmen kann.

Bezieht man sich auf die Informationen aus der für diese Arbeit verwendeten Literatur, ergeben sich folgende Auswirkungen auf das Gangtraining: kurz nach BTX-Injektion soll primär darauf geachtet werden, wie das Kind mit der geänderten muskulären Situation umgehen kann und dementsprechend Unterstützung geboten werden. Diese kann sich auf die Verwendung verschiedener Hilfsmittel, Therapiegeräte (Gehbarren, etc.) und auf die assistive Ausführung von Übungen beziehen. Der Zeitraum, in dem BTX seine größte spastizität- beziehungsweise tonussenkende Wirkung zeigt, soll dafür genutzt werden, die spastische Muskulatur (Plantarflexoren) zu dehnen und die Antagonisten (Dorsalextensoren) zu kräftigen um somit auch das aktive Bewegungsausmaß des oberen Sprunggelenks zu verbessern. Sobald sich das Kind an die Situation nach der BTX-Therapie angepasst hat kann mit einer funktionellen Therapie begonnen werden. Zu bedenken ist hierbei, dass die Übungseinheiten spielerisch gestaltet werden müssen, da das Kind nur so einen Sinn in der Therapie sieht und sich auch motiviert beteiligt. Das Gleichgewicht kann dadurch gefördert werden, indem man beispielsweise in einem Parkur instabile Unterlagen (Wackelbrett, Kreisel, etc.) integriert, welche das Kind zu überwinden hat. Durch das Üben auf unebenen Untergründen (Wiese, Wald, Spielplatz, etc.) kann auch das Feedforward des Kindes gefördert werden, indem es lernt Sturzgefahren rechtzeitig zu erkennen und zu überwinden. Durch entsprechend langer Dauer der Therapie soll auch die Ausdauer trainiert werden. Wichtig ist sicher auch die Miteinbeziehung der Angehörigen, damit alle Maßnahmen zu Hause weitergeführt werden.

Meiner Meinung nach sollte auf jeden Fall mittels verschiedener Therapiekonzepte versucht werden, die spastische Fußdeformität so gut wie möglich zu korrigieren, bevor eine BTX/A-Therapie in Erwägung gezogen wird. Denn laut meiner Recherchen sind durch diese Methode langfristig gesehen keine befriedigenden funktionellen Verbesserungen zu erwarten. Eine ausdrückliche Empfehlung für diese Behandlung gebe ich, wenn der / die Betroffene dazu bereit ist, einen guten Dienst an der Wissenschaft zu leisten.

Zusammenfassung

Die Wirkung von BTX/A-Injektionen zeigt langfristig gesehen auf Funktionsebene keine wesentlichen Verbesserungen. Der / die PhysiotherapeutIn kann die strukturelle Wirkungsweise des Toxins nutzen. Die Physiotherapie nach BTX-Behandlung beginnt mit der Unterstützung bei der Anpassung an die geänderte muskuläre Situation und soll in ein funktionelles, spielerisches, dynamisches und aktives Training übergehen.

(ca. 3256 Wörter)

Literaturverzeichnis

Bjornson, K., Hays, R., Graubert, C., Price, R., Won, F., McLaughlin, J.F. & Cohen, M. (2007). Botulinum toxin for spasticity in children with cerebral palsy: a comprehensive evaluation. *Pediatrics, 120 (1)*, 49-58. Download am 27. Februar 2009 von http://www.pediatrics.org

Fietzek, U.M. & Berweck, S. (2008). Zerebralparese: Klassifikation und Therapie. *psychoneuro, 34 (1)*, 24-28. Download am 7. Juli 2009 von http://www.thieme-connect.com/ejournals

Götz-Neumann, K. (2006). *Gehen verstehen* (2. Aufl.). Stuttgart: Thieme.

Götz-Neumann, K. & Perry, J. (2007). From spasticity to activity, excitation replacing inhibition: using precise observational gait analysis and dynamic gait therapy. Cerebral palsy case report. *Physiotherapy, 93 (S1)*, 669. Download am 14. April von http://www.physiotherapyjournal.com

Hüter-Becker, A. & Dölken, M. (2005). *Physiotherapie in der Pädiatrie* (1. Aufl.). Stuttgart: Thieme.

Hüter-Becker, A. & Dölken, M. (2007). *Physiotherapie in der Neurologie* (2. Aufl.). Stuttgart: Thieme.

Jost, W.H. & Naumann, M. (2001). Seltene und neuere Indikationen für Botulinumtoxin. *Klinische Neurophysiologie, 32*, 232-236. Download am 7. Juli 2009 von http://www.thieme-connect.com/ejournals

Lance, J.W. (1990). What is spasticity?. *The Lancet, 335 (8689)*, 606.

Leach, J. (1997). Children undergoing treatment with botulinum toxin: the role of the physical therapist. *Muscle & Nerve Supplement, 6*, 194-207. Download am 30. Juni 2009 von http://www3.interscience.wiley.com

Nolan, N.W., Cole, L.L. & Liptak, G.S. (2006). Use of botulinum toxin type A in children with cerbral palsy. *Physical Therapy, 86 (4)*, 573-584. Download am 13. März 2009 von http://www.ptjournal.org

Sutherland, D.H., Kaufman, K.R., Wyatt, M.P., Chambers, H.G. & Mubarak, S.J. (1999). Double-blind study of botulinum A toxin injections into the gastrocnemius muscle in patients with cerebral palsy. *Gait and Posture, 10,* 1-9. Download am 7. Juli 2009 von http://www.sciencedirect.com

Wirth, C.J. & Zichner, L. (2002). *Orthopädie und orthopädische Chirurgie. Das Standardwerk für Klinik und Praxis* (1. Aufl.). Stuttgard: Thieme.

Wissel, J. & Naumann, M. (2005). Therapie der Spastizität mit Botulinumtoxin Typ A. *psychoneuro, 31 (6),* 300-306. Download am 7. Juli 2009 von http://www.thieme-connect.com/ejournals

Anhang

Anhang A: Patientenbeschreibung (fiktiv)

Physiotherapeutischer Befund

Name: Sebastian S.

Alter: 7 Jahre

Beruf/Hobbies: Schüler der 2. Klasse Volksschule / Lego spielen, Sand spielen

Sozialanamnese: lebt mit Mutter und Vater in einem Haushalt

Diagnose: spastische Diplegie beinbetont

Nebendiagnose: Spitzfuß bds.

Medikamente: -

Allgemeiner Eindruck

Sebastian ist ein aufgeweckter siebenjähriger Junge. Er wirkt von seiner Kognition uneingeschränkt aufnahmefähig und zeigt in der Therapie eine sehr gute Ausdauerleistung.

Aktivitätsebene und Partizipation

Sebastian kann sich auf ebenem Untergrund selbstständig (ohne Hilfsmittel und Unterstützung anderer Personen) fortbewegen. Auf unebenen Untergründen, wie zum Beispiel auf dem Spielplatz, auf der Wiese oder im Wald neigt er zu vermehrten Stürzen.

Das Kind gibt an, dass es dadurch nicht möglich ist, mit anderen Kindern schnelle Spiele zu spielen (Abfangen, Fußball, etc.), da er sich durch die wiederholten Stürze hin und wieder auch kleine Verletzungen zuzieht.

Nach **Gross Motor Function Classification System** (GMFCS) kann Sebastian in **Stufe II** eingeordnet werden, dass heißt, dass laut Definition dieser Stufe freies Gehen außerhalb der Wohnung möglich ist und Schwierigkeiten lediglich auf unebenem Untergrund bestehen. Ebenso ist Treppensteigen mit Festhalten am Geländer, Rennen und Hüpfen bestenfalls eingeschränkt möglich.

Funktions- und Strukturebene

In der klinisch manuellen Untersuchung zeigt die Prüfung des Muskeltonus durch schnelles passives Durchbewegen einen **Grad zwei** nach der **modifizierten Ashworthskala**. Dies entspricht einer stärkeren Tonuserhöhung bei vollständiger Gelenksexkursion. Die **willkürliche Kraft** mit Fersenheben im Einbeinstand kann mit **fünf von zehn möglichen Punkten** bewertet werden (nach Lunsford und Perry; Punkte entsprechen Wiederholungsanzahlen, 10 Wiederholungen gelten als Norm). Weiters zeigt sich bei Testung der **Achillessehnenreflexe** eine deutliche **Hyperreflexie** auf beiden Seiten.

Die passive Bewegungsprüfung ergibt, dass sich die Spitzfußstellungen auf beiden Seiten bis in die **Neutralstellung** im Sprunggelenk **korrigieren** lassen.

In der **Ganguntersuchung** zeigt sich eine **exzessive Plantarflexion** in der Stand- und Schwungbeinphase. Der **Initial Contact** erfolgt mit dem **Vorfuß**. Die Ferse berührt in keiner Phase den Boden (Zehen- bzw. Vorfußgang).

Hypothesen

Durch die Spitzfußstellung verkleinert sich die Unterstützungsfläche beim Gehen und Stehen. Die dadurch verursachte Unsicherheit bei verschiedenen Bewegungsabläufen resultiert in vielen Stürzen. Die Fußstellung hindert Sebastian ebenfalls dabei, Hindernisse problemlos zu überwinden (Bodenunebenheiten, Äste im Wald, etc.).

Aus den Ergebnissen der passiven Bewegungsprüfung kann man schließen, dass es sich bei der Fußdeformität um einen dynamischen Spitzfuß handelt, dass heißt, dass dieser nicht durch Kontrakturen bedingt ist.

Physiotherapeutische Ansätze

Die Physiotherapie zielt in erster Linie auf die Erhaltung der bestehenden Mobilität ab. Zusätzlich werden im Gangtraining Hindernisse eingesetzt, damit Sebastian lernt, mögliche Sturzgefahren rechtzeitig zu erkennen und trotz seiner Fußdeformität diese sturzfrei zu überwinden (Therapie im Wald, auf Wiese, etc). Außerdem sollen verschiedene Techniken zur Senkung der Spastizität Inhalt der Therapie sein.

Anhang B: Begriffe des Gangzyklus (Götz-Neumann, 2006)

Standbeinphase

Initial Contact (0 % des gesamten Gangzyklus): Beginn und Ende ist nur der kurze Zeitpunkt, in dem die Ferse auf den Boden trifft.

Loading Response (0 – 12 %): beginnt mit Initial Contact und endet mit Abheben des kontralateralen Beines.

Mid Stance (12 – 31 %): beginnt mit Abheben des kontralateralen Beines und endet mit Fersenabhebung des Referenzbeines.

Terminal Stance (31 – 50 %): Beginn ist die Fersenabhebung des Referenzbeines und Ende mit Initial Contact des kontralateralen Beines.

Schwungbeinphase

Pre-Swing (50 – 62 %): beginnt mit Initial contact des kontralateralen Beines und endet mit dem Abhebend der Zehen des Referenzbeines.

Initial Swing (62 – 75 %): beginnt mit Abheben des Referenzbeines und endet, wenn sich die Sprunggelenke des Stand- und Referenzbeines überkreuzen.

Mid Swing (75 – 87 %): beginnt wenn Tibia des Standbeins und des Referenzbeins sich in der Sagittalebene überkreuzen und endet wenn Tibia des Referenzbeins vertikal zum Boden steht.

Terminal Swing (87 – 100 %): Beginn ist, wenn Tibia des Referenzbeins vertikal zum Boden steht und endet, wenn Fuß des Referenzbeins den Boden berührt (Initial Contact).

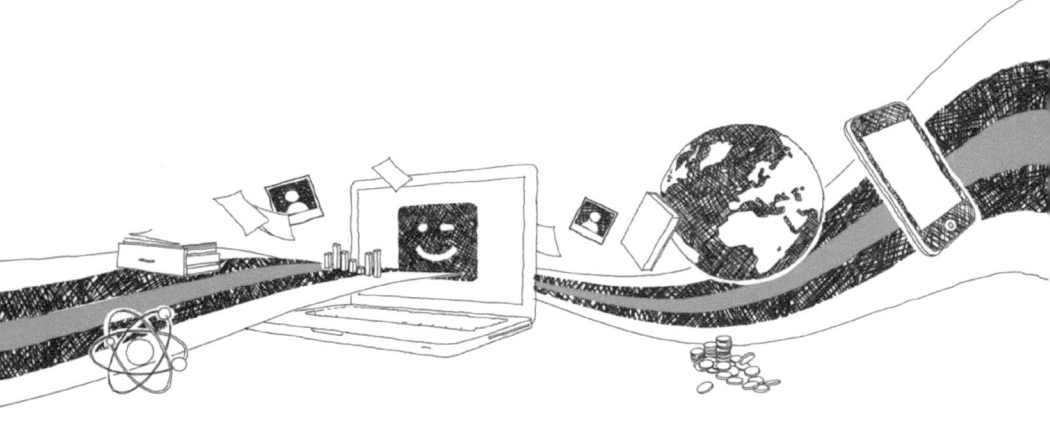